AF312695

LA

LIBERTÉ DE LA MÉDECINE

I

La Pratique médicale chez les anciens

Par ROUXEL

Prix : 20 centimes

PARIS

LIBRAIRIE DU MAGNÉTISME

23, RUE SAINT-MERRI, 23

Septembre 1892

LIBRAIRIE

La *Librairie du Magnétisme* édite les ouvrages traitant de cette question et réunit tous les meilleurs ouvrages publiés à Paris, en province et à l'étranger, sur le Magnétisme, l'Hypnotisme, le Spiritisme, la Théosophie, la Graphologie et les sciences dites occultes.

Demander le Catalogue

A titre de commission, elle fournit à ses clients tous les ouvrages de librairie, au prix marqué par l'éditeur, et fait les abonnements à tous les journaux et revues.

Elle achète ou échange tous ouvrages, portraits, gravures, etc., anciens et modernes, traitant du Magnétisme et des diverses branches qui s'y rattachent.

Prime

Tous ceux qui, par l'intermédiaire de la *Librairie du Magnétisme*, s'abonnent à un journal politique, scientifique ou littéraire ou qui achètent des ouvrages de librairie, quels qu'ils soient, peuvent recevoir gratuitement le *Journal du Magnétisme*, pendant une année.

Pour recevoir cette prime joindre au montant de la demande, 1 fr. 50 pour démarches.

Brochures de propagande

Prix : 100 exempl., 12 fr.; 50 exempl. 7 fr.
25 ex., 4 fr.; 12 ex. 2 fr.; 1 ex., **20** centimes.

Almanach spirite pour 1889, 1890, 1891, 1892.

DEBOISSOUZE. — *Guérison certaine du choléra en quelques heures, des fièvres graves, des congestions, de l'apoplexie et de la rage.* 6e édition.

H. DURVILLE. — *Lois physiques du magnétisme. — Polarité humaine.*

— *Le Magnétisme humain considéré comme agent physique.*

— *Le libre exercice de la médecine réclamé par les médecins.*

— *Application de l'aimant (magnétisme minéral) au traitement des maladies,* avec 10 fig.

— *Procédés magnétiques de l'auteur,* avec une figure.

— *Le même ouvrage,* traduit en italien, par UNGHER.

G. FABIUS DE CHAMPVILLE. — *La Science psychique,* d'après l'œuvre de SIMONIN, avec 1 fig.

— *La liberté de tuer! La liberté de guérir.* Étude critique et documentée sur le monopole de la médecine opposé au libre exercice du magnétisme.

LUCIE GRANGE. — *Manuel du spiritisme.*

LETOQUART. — *La Médecine jugée* par Broussais, Bordeu, Barthez, Bichat, Stahl, Magendie, Raspail, etc., etc.

PAPUS. — *L'Occultisme.*

— *Le Spiritisme.*

G. PÉLIN. — *La médecine qui tue! Le magnétisme qui guérit. Le rêve et les faits magnétiques expliqués. Homo Duplex.*

P.-C. REVEL. — *Esquisse d'un système de la nature,* fondé sur la loi du hasard, suivi d'un essai sur la vie future considérée au point de vue biologique et philosophique. Nouvelle édition.

Pour la recevoir franco, ajouter 25 cent., p. affranchissement.

Docteur RIPAULT. — *L'Univers macranthrope.*

— *Tableau synoptique de la nature.*

— *Tableau des fonctions de la nature.*

ROUXEL. — *La Liberté de la médecine.* (2 broch.) I. — *La pratique médicale chez les anciens.* II. — *La pratique médicale chez les modernes.*

— *Théorie et pratique du spiritisme. —* Consolations à Sophie. L'âme humaine. Démonstration rationnelle et expérimentale de son existence, de son immortalité et de la réalité des communications entre les vivants et les morts.

LA
PRATIQUE MÉDICALE
CHEZ LES ANCIENS

I. — LIBERTÉ OU PRIVILÈGE

C'est un bien curieux spectacle que celui auquel nous assistons depuis un siècle. Il y a cent ans passés, la France fut prise d'un noble et généreux élan vers la liberté, vers toutes les libertés; une nouvelle ère semblait s'ouvrir pour l'humanité.

Quoiqu'il ait été donné bien des entorses à ce principe depuis lors, on gardait une certaine mesure jusqu'à ces derniers temps, on respectait le grand principe même quand on y portait atteinte.

Il faut arriver jusqu'à notre dernier quart de siècle pour voir, sous un régime qui se dit républicain et démocratique, reparaître effrontément les privilèges — c'est-à-dire les entraves à la liberté — sous toutes les formes, même les plus surannées, sans en excepter les droits protecteurs de douane et les réglementations de tous les genres: industrie, commerce, arts, sciences, lettres, etc.

On parle bien encore de liberté, oh ! cela ne manque pas; mais on parle d'une façon et l'on agit d'une autre; on souffle, suivant les circonstances, le chaud et le froid: on a sans doute deux doctrines opposées: l'une ésotérique, l'autre exotérique.

Le fait est que l'on revient chaque jour à quelque tradition des plus mauvais temps de l'ancien régime et qu'on va même quelquefois beaucoup plus loin.

Aurait-on fait un faux pas en 1789 ? La liberté est-elle décidément une mauvaise chose ? Devons-nous faire notre « mea culpa » et revenir en arrière ?

Alors, disons-le et faisons-le franchement, à la française, ne prenons pas de détours, ne professons pas une politique janusienne, ou bien remettons le sceptre entre les mains des Jésuites, tant vilipendés, et qui sont du moins d'une habileté reconnue dans les manœuvres à double face.

Si, au contraire, la liberté est bonne, si elle est l'essence même de l'homme, si elle est la source et la condition nécessaire de tous les autres biens, tenons-nous-y fermement, défendons-là résolument dans tous les temps, dans tous les lieux, dans tous les cas.

Pour résoudre cette question capitale: la liberté est-elle un bien ou un mal ? il faudrait comparer à tous les points de vue: agricole, industriel, commercial, artistique, littéraire, scientifique, etc., les effets du régime libéral avec ceux du régime de privilèges.

Ce serait là une grande affaire; un volume n'y suffirait pas; or, nous ne pouvons, pour le moment du moins, nous charger de cette tâche, et nous ne voulons pas imposer aux lecteurs l'obligation de lire un ouvrage de longue haleine.

Cela pourra peut-être venir par la suite, mais à chaque jour suffit sa peine. Limitons-nous donc, et, puisqu'il faut commencer par quelque chose, prenons un objet d'actualité, une question en ce moment à l'ordre du jour, et dont l'importance est plus considérable qu'on pourrait le croire.

Cette question, aujourd'hui pendante, c'est « l'exercice de la médecine ». Nous nous proposons dans cette petite étude d'examiner si la profession médicale peut et doit être exercée librement, comme le sont encore la plupart des autres professions, ou si elle doit être soumise à un régime d'exception, de privilége.

II. — QUESTION DE MÉTHODE

Pour décider lequel est préférable de ces deux systèmes : liberté ou réglementation de l'exercice de la médecine, il faudrait interroger l'histoire de différents temps et de divers pays, (de tous si possible), et comparer l'état de bien-être, de santé, de bonheur physique et moral dont les peuples ont joui suivant qu'ils ont été soumis à l'un ou l'autre de ces régimes.

Mais cette comparaison n'est pas facile. Il est évident qu'à l'origine des sociétés l'exercice de la médecine a été absolument libre. Toutes les choses ont ainsi commencé. Mais quelle fut la condition des peuples sous ce régime primitif ? C'est ce qu'il est difficile d'établir « a posteriori », car les peuples heureux, dit-on, n'ont pas d'histoire, et il en est exactement de même des peuples sans médecine officielle.

Cependant, le seul fait que les peuples sans médecine n'ont pas d'histoire, prouve indirectement qu'ils étaient heureux, et, sans trop nous prévaloir de cette induction, il est de notre devoir de la consigner.

Dans les temps historiques, la liberté de la médecine n'a peut-être jamais été absolue, mais le monopole non plus. Il y a toujours eu mélange de l'un et de l'autre de ces régimes, avec prédominance tantôt de l'un, tantôt de l'autre.

C'est donc en comparant, dans différents

temps et lieux, l'état des populations suivant que l'un ou l'autre de ces systèmes prévaut, que nous pourrons résoudre aussi approximativement que possible la question proposée :

« La liberté de la médecine est-elle un bien ou un mal ? »

De même que nous avons limité la question de la liberté en la considérant seulement dans ses rapports avec l'art médical, de même aussi, pour être plus clair et plus concis, nous nous bornerons à comparer les effets du plus ou moins de liberté médicale en France en suivant l'ordre des temps. Il sera ensuite facile à quiconque d'appliquer la même méthode à d'autres pays.

III. — ORIGINE DE LA MÉDECINE

(TEMPS FABULEUX)

A l'origine des sociétés, il est évident que l'exercice de l'art médical, comme de tous les autres arts et métiers, n'a pu être que libre. Qui aurait pu s'arroger un privilège, s'emparer d'un monopole, imposer ses conditions, lui tout seul, à tous ses compagnons, aussi savants — c'est-à-dire aussi ignorants — que lui ?

Aussi tous les historiens de l'antiquité s'accordent-ils à dire — cela ne leur arrive pas souvent d'être d'accord — que, dans les sociétés primitives, chacun était son propre médecin.

Les hommes, rarement malades d'ailleurs, étaient doués de même que les animaux, sinon plus, — et beaucoup le sont encore — de l'instinct des remèdes, et ils trouvaient eux-mêmes, par instinct ou par intuition, le « simple » qui convenait à leur cas.

Peu à peu, les hommes en se multipliant, s'éloignèrent de la nature, se créèrent des besoins factices, pervertirent leurs facultés natives et leurs instincts, sous prétexte notamment de développer leur intelligence ; leurs maladies devinrent plus complexes et par conséquent le remède plus difficile à trouver, alors précisément que l'instinct qui le faisait trouver devenait plus obtus.

Les hommes les moins éloignés de la nature, les plus simples, les plus ignorants, conservèrent seuls cette précieuse faculté de divination et les autres furent obligés de recourir à eux.

Ce sont ces instinctifs, ces intuitifs, ces devins, (éveillés ou en somnambulisme), qui furent les premiers médecins à proprement parler.

Le malade qui ne trouvait pas de lui-même le remède à son mal, s'adressait à un parent, à un ami, à un voisin, à un étranger par la suite, quand l'instinct devint plus rare.

C'est ainsi que l'on exposait les malades sur la voie publique, afin que les passants qui avaient eu ou vu la même maladie, et aussi les « intuitifs », qui devinaient le mal, sa cause et son remède, pussent leur dire ce qui convenait pour les guérir.

Pour mettre encore mieux les enseignements de cette médecine empirique à la portée de tous, on affichait dans les temples et autres lieux publics les cures remarquables et les moyens par lesquels on les avait obtenues.

IV. — LA MÉDECINE HIPPOCRATIQUE

De là est née la médecine hippocratique.

Hippocrate n'a fait que recueillir, coordonner, classer les maladies et les remèdes ainsi découverts.

Les ministres des temples cherchèrent bien, à diverses reprises, d'accaparer le monopole de la médecine; mais rien n'indique qu'ils aient joui d'un monopole à l'exclusion des médecins primitifs: les sorciers, les devins, qui étaient des gens du peuple, les premiers inventeurs, comme nous venons de le voir, et les seuls perfectionneurs de la médecin.

Les prêtres de cette époque, comme tous les prêtres de tous les temps, ne faisaient qu'exploiter les connaissances acquises par les médecins libres, sans y rien ajouter, si ce n'est en mal.

C'est ainsi, en liberté et par les gens du peuple les plus simples, les plus ignorants, selon les hommes, les moins éloignés de la nature, source de toute vraie lumière, c'est ainsi, dis-je, que les premiers pas, les plus difficiles et les plus importants, ont été faits dans l'art médical.

Et ce premier pas a été aussi le dernier.

En effet, on convient à l'unanimité que l'art médical n'a fait aucun progrès depuis Hippocrate, qui est et reste le prince de la médecine, prince d'ailleurs bien mal servi par ses sujets.

Or, Hippocrate n'a fait que rassembler et synthétiser, plus ou moins bien, les observations et les découvertes de ses prédécesseurs, les gens du peuple.

Si, non seulement les premiers pas ont été faits, mais la perfection a été atteinte autant qu'elle peut l'être, alors que la médecine était exercée en toute liberté, « a fortiori » la médecine ainsi constituée pouvait-elle continuer d'être exercée librement, sans que personne en souffrit.

Pourquoi donc aujourd'hui des règlements ? Pourquoi des privilèges ? Pourquoi n'a-t-on pas continué comme on avait si bien commencé ?

Le régime du privilège que nous subissons ne se justifie donc pas, et l'on ne court aucun danger en y renonçant pour revenir à la liberté qui a si bien servi nos ancêtres.

V. — L'INSTINCT DES REMÈDES
CHEZ L'HOMME

Mais dès ce début, nous entendons déjà la Science Moderne nous arrêter en nous objectant que l'instinct des remèdes n'existe pas chez l'homme et que notre système pèche par la base.

C'est une chose bien singulière que la Science Moderne. Pleine d'arrogance et de suffisance, on la voit avancer et soutenir tour à tour et même simultanément les hypothèses les plus gratuites, les moins vraisemblables, les opinions les plus contradictoires, sans jamais douter d'elle-même et surtout... de nous.

La science officielle nous assure, — hypothèse purement gratuite d'ailleurs — que l'homme descend de l'animal et, d'autre part, que les qualités acquises dans la lutte pour la vie se conservent, s'accumulent et se transmettent par hérédité.

S'il en est ainsi, l'homme doit donc avoir,

non-seulement les mêmes instincts que ses parents les animaux, mais les posséder avec plus d'étendue, à un plus haut degré.

Or, il est un fait certain, c'est que les animaux ont l'instinct des remèdes qui conviennent à leurs maux; c'est là un fait d'expérience journalière. En refusant ce même instinct à l'homme, la Science Moderne se trouve donc en contradiction avec sa propre théorie transformiste.

Elle se met également en contradiction avec le simple bon sens. L'analogie nous indique, en effet, que l'homme ne doit pas plus être privé de cet instinct des remèdes que de tous les autres instincts.

Pourquoi l'homme ne posséderait-il pas aussi bien l'instinct des médicaments qu'il possède celui des aliments et celui de tout ce qui se rapporte à la conservation de son individu et de son espèce ?

Que ces instincts soient pervertis, soient atrophiés, par suite de non exercice, par l'abus d'une foule de chose non-naturelles, et surtout par suite de l'endoctrinage, c'est absolument notre avis; mais ils n'en sont pas moins naturels et il ne tient qu'à nous de les conserver si nous ne les avons pas négligés et de les recouvrer si nous les avons perdus.

La Science Moderne se trouve enfin en contradiction avec les faits actuels les mieux constatés.

Encore aujourd'hui, l'intinct des remèdes existe chez une foule de personnes; et il y existe en raison précisément de ce qu'elles sont restées plus près de l'état naturel.

On sait que c'est parmi les gens simples, les bergers, les paysans, les femmes de la campagne surtout, que ces facultés se rencontrent à un plus haut degré.

Même parmi les habitants des villes cette faculté existe fréquemment, et s'il était permis à un écrivain de parler de lui-même, je dirais que j'ai eu plusieurs fois la preuve personnelle de ce fait.

On ne saurait donc trop cultiver cette faculté, la vivifier si elle est atrophiée; car elle est incomparablement plus sûre et plus économique que toute la science en « us » de M. Purgon, assisté de M. Diaféirus, surassisté de M. Phlébotome et de S. M. Vaccinomane.

VI. — IMPIÉTÉ FILIALE DES DOCTEURS

Je n'insiste pas davantage sur l'origine de la médecine et je ne crois pas nécessaire de citer ici les autorités qui prouvent ces faits : 1° que la médecine est née, s'est développée, et a atteint son apogée en toute liberté; 2° qu'elle a été créée de toutes pièces par des instinctifs, des guérisseurs, des lucides, éveillés ou endormis.

Ces faits sont si évidents d'eux-mêmes et si universellement reconnus par les historiens, qu'il n'y a peut-être pas un autre point d'histoire mieux établis.

J'ai seulement voulu les rappeler sommairement afin de montrer combien sont ingrats les médecins modernes, — comme tous les parvenus — qui renient leurs ancêtres légitimes, et qui ne cessent d'insulter, de vilipender, de persécuter les guérisseurs, les magnétiseurs, les somnambules, à qui ils doivent le peu qu'ils savent, sans lesquels l'art médical ne serait même pas né, sans lesquels même il serait bientôt cristallisé pour, ensuite, tomber en décadence.

VII. — LA MÉDECINE CHEZ LES ANCIENS
(TEMPS HISTORIQUES)

L'origine de la médecine démontrée, suivons maintenant, à vol d'oiseau, les évolutions de cet art dans les temps historiques.

Depuis les débuts de l'histoire jusqu'à la décadence de l'empire romain et aux invasions des soi-disant barbares, la médecine a continué d'être exercée librement. Les rois, les empereurs, les sénats dans les républiques, tantôt favorisaient les médecins, tantôt les persécutaient et les exilaient; mais ces faveurs et ces persécutions n'avaient rien de suivi et portaient plutôt sur des individus que sur des corps.

Cela n'empêchait pas, comme on sait, les écoles de pulluler. Ces écoles faisaient-elles progresser l'art ? C'est une autre question. Il serait même facile de soutenir qu'il n'en a été rien. Le seul fait qu'on est toujours obligé de revenir au père Hippocrate en fin de compte, serait la meilleure et suffisante preuve de l'inanité de toutes ces élucubrations plus ou moins savantesques.

Ce régime continua d'être en vigueur pendant toute la première partie du moyen-âge, jusqu'au XIIIe siècle. C'est à lui que furent soumises les écoles arabes, l'école de Salerne, l'école de Montpellier et toutes les écoles de la même période.

VIII. — LA MÉDECINE EN FRANCE
AU MOYEN AGE

A Paris, comme ailleurs, l'enseignement, l'apprentissage et l'exercice de la médecine étaient libres.

Les cours de médecine étaient tellement fréquentés, tant par les clercs que par les laïcs, que les conciles étaient obligés de modérer l'ardeur des séminaristes de l'époque et d'interdire les cours de médecine aux aspirants à la cléricature.

Il y avait des quantités de médecins plus ou moins habiles, à la cour, à la ville, dans les hôpitaux et les maladreries si nombreux alors.

On lit dans un opuscule de ce temps intitulé : « De laudibus Parisiorum » :

« Dans cette ville où ne manque aucune sorte de consolation ni de secours, les médecins préposés à la garde de notre santé, à la guérison de nos maladies, et que le sage nous ordonne d'honorer comme créés par le Très Haut pour nos besoins, sont en si grand nombre que, lorsqu'ils s'en vont par les rues accomplir les devoirs de leur état, avec leurs riches habits, leur bonnet doctoral, ceux qui recourent à leur art n'ont pas de peine à les rencontrer. Oh ! qu'il faut les aimer, ces bons médecins, qui se conforment philosophiquement dans la pratique de leur profession aux règles d'une savante physique et d'une longue expérience. » (Voyez: " Les sciences et la médecine au moyen âge " par Lecoy de la Marche, dans la " Nouvelle Revue " du 1ᵉʳ Septembre 1885, p. 106.)

Tous les écrivains de cette époque ne sont pas aussi laudatifs que celui dont on vient de lire la prose. Les satiriques critiquent vertement les médecins, les pharmaciens, de même que les clercs, les moines et tous les autres parasites du corps social.

Jacques de Vitry se plaignait des physiciens qui promettaient tant et ne tenaient rien et de l'opposition de leurs prescriptions à celles de l'Eglise :

« Dieu dit : veillez ; le médecin dit, dormez ; Dieu dit : jeûnez ; le médecin dit : mangez ; Dieu dit : mortifiez vos corps ; le médecin dit : flattez-les ; sans parler de ceux qui, sous prétexte de vous purger, vous conseillent la fornication. »

Jacques de Vitry n'a pas tort : un des principaux talents des médecins, une des principales causes de leurs succès auprès des hommes, et aussi des femmes c'est qu'ils flattent volontiers leurs mauvais penchants, leurs passions et même leurs vices. Mais, d'autre part, les prêtres se jettent dans l'excès opposé en voulant trop réprimer la nature, qu'ils supposent foncièrement mauvaise et perverse.

En ce temps-là les femmes, aussi bien que les hommes, même mieux, pratiquaient la médecine et la chirurgie. Il existe un fabiau intitulé " la Saineresse ", qui prouve que les femmes pratiquaient la saignée. Dans une foule de romans on voit les dames et les damoiselles opérant et pansant les blessures des chevaliers.

Tous ces faits prouvent — c'est dans ce but que nous les rapportons — que les privilèges ne sont point nécessaires pour assurer à la société le service médical.

Des clercs, des légistes, des médecins, des fainéants, des parasites, il n'en manque jamais dans aucune société ; il n'y a pas besoin de favoriser ces professions pour assurer leur recrutement.

C'est là un point capital, qu'il importe de ne pas perdre de vue dans la question qui nous occupe.

IX. — LE DIPLOME. LE COIN DE L'ETAT

J'entends, par l'oreille de l'esprit, les partisans du privilège me dire :

« Vous venez de convenir vous-même que, sous ce régime de liberté il y avait des charlatans. Or, le privilège a précisément pour objet de remédier à cet abus; c'est pour cela qu'il a été établi. En conférant des diplômes aux médecins, l'Etat nous garantit leur qualité, comme il nous garantit celle de la monnaie en la frappant à son coin. »

J'aime assez cette assimilation des médecins au métal dont ils sont, dit-on, si avides. Mais la comparaison n'en pèche pas moins par la base.

Les médecins ne sont pas des corps bruts comme l'or et l'argent : ce sont des hommes plus ou moins intelligents et instruits, plus ou moins moraux, etc.

Or, supposé que la science soit l'essentiel en médecine — ce qui n'est pas, — et que le diplôme garantisse cette qualité, que peut-il sur le reste, sur la moralité, sur ce qui est précisément l'essentiel dans le cas présent : sur le charlatanisme ?

Le Science ! Il est bien facile de distinguer celui qui la possède de celui qui en est dépourvu; les plus ignorants peuvent être les meilleurs juges en pareille matière. En tout cas, il leur est facile de se renseigner auprès de plus instruits qu'eux.

Mais la moralité ? Qui peut sonder les cœurs des médecins, comme de tous les hommes, qu'ils soient diplômés ou non ?

Prenez garde qu'en voulant remédier au charlatanisme par le moyen des diplômes, vous ne fassiez que le légaliser.

En régime de liberté, chacun se tient sur ses gardes et les gens de mauvaise foi sont bien vite démasqués; en tout cas, on n'est exploité par eux qu'à ses risques et périls et aux leurs.

Tandis qu'en régime de privilège, c'est l'Etat, c'est la loi même, qui endosse la responsabilité. C'est sous son couvert que s'exerce l'exploitation du public, si elle a lieu.

A-t-elle lieu ? Le charlatanisme est-il supprimé, maintenu dans le même état ou augmenté sous le régime du privilège ? Toute la question est là; et nous allons essayer de la résoudre en interrogeant les faits.

X. — ORIGINE DE LA FACULTÉ DE PARIS

L'origine du privilège de la médecine en France ne remonte qu'au milieu du XIIIᵉ siècle. C'est en 1251 qu'une Faculté de Médecine fut anexée à l'Université de Paris qui, jusqu'alors n'avait encore trafiqué que des diplômes de cléricature.

C'est en jugeant de l'arbre par ses fruits, en examinant ce que sont devenus, sous ce nouveau régime, l'art et la science, que nous pourrons savoir si ce régime est meilleur ou pire que la liberté.

Pour juger des effets d'un privilège, il faut: 1° savoir en quoi il consiste; 2° examiner les résultats produits au moment où il a rendu tout son effet.

Le privilège conféré à la Faculté de Médecine en 1251 se réduit à la vente de diplômes à qui, possédant plus ou moins réellement les connaissances requises, veut en acheter.

L'enseignement restait libre après 1251 comme avant; il en était de même de l'exercice.

Comme je l'ai démontré dans une étude sur

« l'exercice de la médecine » (" Journal du Magnétisme " du 15 juillet 1891 et suiv.), les diplômes délivrés par la Faculté étaient de simples titres et ne conféraient aucun droit, aucun monopole d'exercice. Leur but était d'inspirer confiance au public et non de l'imposer. Ces diplômes correspondaient exactemnt à ceux que l'on décerne aujourd'hui dans les Expositions aux industriels et aux artistes.

En comparant les faits et gestes des médecins réguliers, des membres de la Faculté, à ceux des médecins irréguliers, libres, ou seulement moins privilégiés, nous pourrons nous rendre un compte exact des effets du régime de privilège.

Si les médecins diplômés sont plus savants, plus honnêtes, plus habiles, plus amis du progrès que les « guériseurs », les barbiers, les chirurgiens, nous conviendrons que le système du privilège a du bon ou du moins qu'il n'a pas produit de mauvais effets.

Si nous constatons le contraire, la conclusion s'imposera d'elle-même.

Prenons donc la médecine au XVI° siècle, alors que le privilège a produit son effet, car il a fallu du temps pour qa'un nombre notable de médecins consentît à acheter un diplôme qui coûtait cher (1), alors que l'on pouvait exercer sans cela.

Nous pourrions suivre l' " Histoire de l'Université " de Duboulay ou de son abréviateur Crevier et montrer à quels abus de toute sorte

---

(1) Le cours complet de théologie coûtait 1002 livres : le cours préparatoire au doctorat en médecine, 881 livres 5 sols ; le cours complet de droit, 28 écus ; celui qui conduisait à la maîtrise-ès-arts, 56 livres 13 sols. Il y avait en outre, un droit à payer à chaque examinateur pour l'obtention des diplômes. (V. Crevier, *Hist. de l'Université.*)

donnait lieu le système du privilège, tant pour la Faculté de médecine que pour les autres; mais cela nous mènerait trop loin.

Contentons-nous donc de prendre sur le vif, dans un auteur du XVI° siècle, quelques faits typiques qui nous démontrent bien l'état de la médecine dans et hors la Faculté.

C'est le barbier Ambroise Paré qui va nous fournir les renseignements désirables.

XI. — PANSEMENT DOCTORAL DES BLESSURES

Je ne sais pas si la manière de traiter les plaies d'armes à feu employée par la Faculté au XVI° siècle est de son invention. Il est douteux que les dames et damoiselles des temps antérieurs aient eu recours à des procédés si barbares.

L'usage de la docte Faculté consistait à cautériser les plaies avec un fer rouge et à les panser ensuite avec de l'huile bouillante.

Ambroise Paré croyait bien faire, ou faire le moins mal possible en pansant les plaies d'arquebuse « secumdum artem »; lorsque, en 1553, il se vit préférer un irrégulier, un empirique sans diplôme nommé Martin Doublet, qui guérissait rapidement ces blessures, en n'employant tout simplement que de la charpie trempée dans l'eau exorcisée (c'est à dire magnétisée).

A. Paré, qui avait déjà remarqué que ces blessures guérissaient mieux avec rien qu'avec le traitement scientifique, pensa que l'eau pure jouait le principal rôle dans les succès de maître Doublet; et il se mit à panser avec de la charpie mouillée sans exorcisme, et fit entrer ce traitement dans la pratique.

Paré eut raison de croire que l'eau pure valait mieux que l'huile bouillante pour guérir les blessures; mais s'il eût essayé de l'eau magnétisée il aurait pu constater qu'elle est encore plus efficace.

Cette innovation ne passa pas sans conteste. Un chirurgien, un simple barbier comme Paré, se permettre de modifier le traitement reconnu par la Faculté !

Un docteur de la Faculté nommé Gourmelen — son nom ne nous serait pas parvenu si Paré ne nous l'avait transmis — censura d'importance le réformateur.

Mais A. Paré le relève vertement du péché de routine, dans son " Apologie et Voyages ", l'appelant « mon petit bonhomme, mon petit maître. »

« Mon petit maître, si vous eussiez été là (à Hedin, en 1553), vous eussiez été bien empêché avec vos fers ardents. Il vous eût fallu beaucoup de charbon pour les rougir, et (je) croy qu'on vous eût assommé comme un veau pour cette cruauté. »

Vous croyez peut-être qu'après cela la Faculté va adopter le pansement des blessures par l'eau pure, sinon par l'eau exorcisée ? Pas le moins du monde. Une pareille méthode est bonne pour les empiriques; mais les princes de la science s'abaisser à ce niveau; fi donc !

En effet, en 1785, la Faculté continue ses errements et c'est encore un empirique qui, à Strasbourg, remet en évidence la vertu de l'eau, la supériorité du simple bon sens sur la doctrine, de l'ignoranec sur la science.

(v. " Dictionnaire des sciences médicales ", art. « eau », cité par le docteur Suchard; " Bibliothèque universelle " et " Revue Suisse " de février 1892).

XII. — LA MUMIE ET LA CORNE DU LICORNE

Deux médicaments singuliers étaient en vogue au XVIe siècle. Depuis quand ? par qui avaient-ils été introduits ? Il serait difficile et peu utile de le savoir. Ce qu'il y a de certain, c'est que leur utilité est plus que problématique.

Ces deux médicaments sont la " Mumie " et la " Corne de licorne ".

La mumie était une poudre de corps humains embaumés. C'était un drastique violent que l'on prescrivait dans les cas de chutes et de blessures graves dans le but de prévenir la congestion du sang.

Cette mumie était tirée, soi-disant, des momies d'Egypte, mais en réalité, elle l'était de n'importe quel corps mort, sain ou malade, pestiféré, syphilitique, etc.

La corne de licorne jouissait de la réputation d'être l'antidote de tous les poisons. L'usage était d'en mettre toujours un morceau dans la coupe où le roi buvait pour le préserver d'empoisonnement.

Les licornes ne suffisant pas — et pour cause — à fournir toutes les cornes nécessaires, les apothicaires vendaient pour telles et au poids de l'or, de simples cornes de cerf.

Voilà donc un remède, la mumie, qui était dangereux ; et un autre, la corne de licorne, qui était indifférent.

L'un et l'autre se vendaient un prix exorbitant.

Si le privilège médical devait nous préserver des médicaments nuisibles à la santé publique, et s'il pouvait nous garantir de l'exploitation des charlatans, c'est ici que la Faculté aurait dû faire preuve de vigueur ou tout au moins d'existence.

Il n'en est rien. A. Paré demande au docteur Chappelain, conseiller et médecin de Charles IX, ce qu'il pensait de la corne de licorne et le prie, « vu l'autorité qu'il avait auprès du roi, d'en vouloir ôter l'usage et abus, et principalement d'abolir cette coutume qu'on avait de laisser tremper un morceau de licorne dans la coupe où le roi buvait, craignant le poison. »

Chappelain lui répond « qu'il voyait l'opinion qu'on avait de la licorne tant invétérée et enracinée au cerveau des princes et du peuple, que ores qu'il l'eût volontiers ôtée, il croyait bien que par raison n'en pourrait être maître; et que les médecins ayant une bonne âme, encore qu'ils sachent qu'elle ne vaut rien, n'ayant aucune des vertus qu'on lui attribue, sont souvent contraints de permettre aux malades d'en user, parce qu'ils le désirent et en veulent, et que s'il advenait qu'ils mourussent sans en avoir pris, les parents donneraient tous la chasse aux dits médecins, et les décrieraient comme la fausse monnaie. »

Rien n'est plus juste que ces observations; mais elle prouvent précisément que tout privilège médical est nécessairement de nul effet, puisque les médecins sont gouvernés par les malades.

Paré insistant pour que Chappelain emploie la persuasion sinon la contrainte et pour qu'il écrive contre cette fausse opinion afin d'éclairer le public, le médecin du roi répond que :

« Tout homme qui entreprend d'écrire de choses d'importance, et notamment de refuter quelque opinion reçue de longtemps, ressemble au hibou, lequel se montrant en quelque lieu éminent, se met en butte à tous les autres oiseaux qui le viennent becqueter. »

Cette remarque est encore assez exacte; mais elle prouve de nouveau que le privilège ne peut rien faire pour remédier au charlatanisme et pour améliorer l'art médical. Donc....

Si le système du privilège ne remédie point aux abus, n'y a-t-il pas quelque apparence qu'il favorise au contraire non seulement leur conservation, mais leur introduction ?

Il est certain que celui qui critique les abus s'expose à être critiqué lui-même; mais cette considération doit nous rendre prudent et non lâche. Elle n'a pas empêché le chirurgien Paré de protester contre la mumie et la corne de licorne; elle n'aurait pas dû retenir non plus le docteur Chappelain ni ses confrères de la Faculté.

Leur silence était une sanction de ces abus.

Il est même fort à croire que c'est par la Faculté elle-même que ces abus ont été introduits.

En effet, comme l'observe A. Paré, aucun médecin ancien ne parle des propriétés médicales de la mumie et n'attribue à la corne de licorne des propriétés plus mirifiques que celles de toute autre corne.

Ces abus sont donc de date récente, et, si ce n'est pas la Faculté elle-même qui les a introduits, elle n'a du moins rien fait, absolument rien, pour s'y opposer.

À quoi donc a servi son privilège ?

XIII. — LA CIRCULATION DU SANG

La Faculté ne s'est pas toujours tenue si coi. Elle a combattu la théorie de Harvey sur la circulation du sang. Elle a combattu l'antimoine. Elle s'est élevée contre beaucoup d'autres innovations.

Mais, dans tous ces cas, c'est par l'intérêt de corps, et non par l'intérêt public, qu'elle a été guidée.

Le principe de sa conduite en ces circonstances a été, non pas la valeur de l'innovation en elle-même, mais l'axiome : « Nul n'aura d'esprit que nous et nos amis. »

Cet esprit de corps, auquel on sacrifie facilement les individus et la société même, est la conséquence fatale du régime de privilège.

Du moment qu'une corporation existe, il est dans sa nature, — comme dans la nature de tout être vivant, — de tout rapporter à elle-même, de tout subordonner à son intérêt.

Il n'y a pas de mal à ce que les individus suivent cette loi, c'est même la condition fondamentale de leur existence, et leur puissance est trop limitée par celle des autres individus et par la nature des choses, pour que l'exercice de cette puissance puisse tourner à mal grave.

Les associations officielles, les corporations, surtout savantes, sont beaucoup plus susceptibles de devenir nuisibles au public. La corporation peut être comparée à un levier. Sa « puissance », qui est déterminée par le nombre et la qualité de ses membres, prend son " point d'appui » sur l'État et ne rencontre pas de « résistance » dans le peuple, qui n'est qu'une poussière sans lien.

Aussi ces corporations fonctionnent-elles en dépit du bon sens, passant toujours d'une extrémité à l'autre.

On pourrait citer des milliers d'exemples de la versatilité des corps officiels, savants ou autres, et des funestes effets qui s'en suivent. Bornons-nous à un seul, car il faut être bref : la circulation du sang.

Après avoir combattu la démonstration de Harvey, la Faculté a fini par l'adopter; mais aussitôt elle en a poussé les conséquences à l'extrême. De la théorie de la circulation sont nés les abus de la saignée, qui a tant fait pour anémier la population, en commençant par les riches, naturellement, puisque ce sont eux surtout qui passent sous la coupe des médecins de la Faculté.

Jusqu'au XVIIe siècle on avait usé de la phlébotomie, mais avec modération. S'il y avait quelques excès, ils étaient rares, individuels, et non systématiques.

XIV. — LES ABUS DE LA SAIGNÉE

La nouvelle théorie une fois admise par la Faculté, les médecins de la dite Faculté se mettent à saigner sans mesure.

A peine les enfants sont-ils nés, qu'à la moindre indisposition on les saigne. Le jeune marquis de Grignan, petit-fils de Mme de Sévigné, est saigné pour la première fois à l'âge de 3 ans.

Mme de Sévigné, qui n'avait jamais pu se faire à la « nouvelle » médecine, écrit à sa fille :

« Pour cette saignée, je ne comprends pas qu'elle puisse faire du bien, vu l'agitation qu'elle donne à un enfant de 3 ans. De mon temps on ne savait ce que c'était que de saigner un enfant. Mme de Sauzey s'est opiniâtrée à ne point faire saigner son fils; elle lui a donné tout simplement de la poudre à vers; il est guéri. Je crains que l'on fasse de notre enfant, à force de l'honorer, comme on fait des enfants du roi et de ceux de M. le Duc. »

Il est bien juste que les rois et leur famille

soient les premières victimes des privilèges, puisque ce sont eux qui les octroient.

Voulez-vous savoir comment fut traitée la famille Louis XIV par la Faculté que l'Europe nous envie ? Laissons la parole à des tiers, de cette manière on ne pourra pas nous accuser de partialité (1) :

« Lorsqu'on a sous les yeux les relations des maladies des princes du sang royal, avec les remèdes qui furent ordonnés par la Faculté assemblée, on ne s'explique que trop les morts qui décimèrent la famille de Louis XIV. Ce qui étonne, c'est qu'il soit resté des princes. Au surplus, Louis XV enfant n'échappa que par hasard, parce que sa gouvernante le sauva des médecins. La scène est racontée au naturel dans les lettres de Madame femme de Monsieur et belle-sœur du roi, la plus grande ennemie des Purgon et des Diafoirus qu'il y eut en France depuis la mort de Molière. Voici le trait :

« Le duc et la duchesse de Bourgogne venaient de mourir. Leurs fils avaient la rougeole. L'aîné succombe. « Le malheur, écrit « Madame à sa tante la duchesse de Hanovre, « continue de nous accabler. Les médecins ont « commis la même faute qu'avec Mme la Dau- « phine. Car le petit Dauphin était déjà tout « empourpré de la rougeole et en transpira- « tion qu'ils lui ont fait une saignée, puis « donné de l'émétique, et au milieu de l'o- « pération le pauvre enfant est mort. »

« Et ce qui prouve bien qu'ils l'ont tué, lui « aussi, c'est que son petit frère étant atteint « de la même maladie et les neuf docteurs

---

(1) *L'Éducation d'un gentilhomme au XVIIe siècle*, par Arnéde Barine (d'après Frédéric Masson, in *Bibliothèque Universelle et Revue Suisse* d'Août 1882.

« étant occupés de l'aîné, les femmes du plus
« jeune se sont enfermées avec lui... Hier l'en-
« fant avait une forte fièvre, ils ont voulu le
« saigner, mais Mme de Ventadour et la sous-
« gouvernante s'y sont fortement opposées et
« n'ont absolument pas voulu le souffrir. Elles
« l'ont simplement tenu bien chaud, et cet en-
« fant a été sauvé à la honte des docteurs. Si
« on les avait laissés faire, sûrement il serait
« mort. »

Ainsi les femmes de cour, qui n'ont aucune
idée des soins qui conviennent aux enfants
même bien portants, parviennent par leur seul
instinct à sauver les enfants des mains de Ron-
dibilis et de celles de la mort, moins cruelle
que les médecins !

L'auteur que nous suivons ajoute :

« Il n'en fallait pas tant pour tuer un
homme, témoin certaine lettre d'un docteur
illustre, Guy Patin, mort en 1782, sur la fin
malheureuse de l'un de ses clients. Assisté
de deux ou trois confrères, il avait saigné et re-
saigné. A la quinzième fois le patient leur
passa entre les mains. Grande surprise des médecins, car, raisonnaient-ils, les maladies venaient d'un vice du sang, du moment qu'on
avait ôté tout le sang, il ne pouvait plus rester
de mal dans le corps. »

Il n'en restait plus en effet, ni de vie non
plus. —

« Ils décidèrent de faire l'autopsie, et leur
étonnement redoubla. On ne trouva plus une
seule goutte de sang dans les veines ! De quoi
cet homme avait-il pu mourir ? »

On pourrait multiplier à l'infini les citations
de faits de ce genre; mais il faut se limiter.
Bornons-nous donc au suivant :

« Le médecin Théveneau, seigneur de Pal-
mery, docteur en médecine, demeurant à

Saint-Sauge, ville du Nivernais, traita la femme d'un huissier nommé Gignault, agée de 24 ans, qu'il fit saigner depuis le 6 septembre 1725 jusqu'au 3 juin 1727 (1726 ?) c-à-d. en neuf mois, 3904 fois; au 15 juillet de la même année, les saignées montaient à 4.555; il n'y avait que la saignée qui pût soulager cette femme, dans la maladie dont on trouve le détail dans le " Mercure de France ", avril 1728 et décembre 1729. Enfin toutes les saignées, depuis le 6 septembre 1725 jusqu'au 1er décembre 1729 montaient à 26.230. » (" Revue Britannique ", janvier 1884, p. 152 Extrait de la Revue Médicale ".)

XV. — LES SACRIFICES HUMAINS

Si les irréguliers de la médecine, les guérisseurs non diplômés avaient inventé et mis en pratique une méthode de traitement des maladies aussi stupide et aussi barbare, et si les docteurs de la Faculté s'étaient élevés contre, il n'y aurait pas lieu d'en savoir gré à la Faculté, car n'importe qui pouvait protester contre un pareil abus.

Mais elle ne l'a pas fait, et pour cause.

Si sa réserve lui avait été dictée par des motifs du genre de ceux que Chappelain avait mis en avant au sujet de la mumie et de la corne de licorne, la Faculté serait blâmable, puisqu'elle se pose en redresseur de torts, en correcteur d'erreurs, en adversaire du charlatanisme, etc. c'est la seule raison d'être de son privilège.

Cependant, elle serait à demi excusable; car, enfin, il faut vivre, on a des intérêts à sauvegarder, une famille à entretenir, et, pour peu que l'on soit un peu dominé par la couardise et l'égoïsme, on ne tient pas à prendre le rôle du hibou en face de tous les autres oiseaux.

Mais, non seulement la Faculté n'a point protesté contre l'abus de la saignée, c'est, au contraire, elle qui l'a mise en vogue.

Que dirons-nous donc d'une institution officielle qui, non seulement tolère, mais établit elle-même un système de traitement si funeste pour la santé des individus, et pour la conservation de l'espèce ?

Quel est le peuple sauvage qui a poussé la cruauté aussi loin ? Dans quel pays les sacrifices humains, ouvertement exécutés, ont-ils fait plus de victimes ?

Au moins les sacrifices humains ne réagissent pas sur les générations qui se succèdent; tandis que la saignée, telle que la Faculté l'a mise en vigueur, a été une des principales causes de la dégénérescence physique et morale des populations qui se croient civilisées parce qu'elles ont des Universités et des Académies.

La saignée n'est pas la seule méthode de traitement dont la Faculté ait usé et abusé pendant les XVIIe et XVIIIe siècles.

Il suffit d'être un peu au courant de la littérature, médicale et autre de l'époque, pour savoir que les Docteurs nous ont doté de beaucoup d'autres systèmes plus ou moins absurdes, et, heureusement pour nous, plus ou moins éphémères.

Quand on réfléchit à toutes les sottises qui ont été débitées par les médecins de la Faculté, on croit faire un mauvais rêve, et l'on se demande si l'on a affaire à des charlatans, à des aigrefins, à des échappés de Charenton, ou à des scélérats, à de véritables assassins, affublés du manteau philanthropique et opé-

rant, escobardiquement, avec garantie de l'E-
tat.

Nous ne pouvons pas ici analyser ces divers systèmes et montrer les conséquences né-
fastes qu'ils ont produites sur la santé publique et sur le bien-être physique et moral
des individus, des familles et de la société.

Il faudrait pour cela plusieurs volumes,
mais les faits sont assez connus et les ouvrages sur la médecine et son histoire sont assez communs pour que les personnes douées
d'un moyen de discernement puissent s'édifier
en remontant aux sources.

Nous n'avons voulu mettre en relief dans
cette étude que quelques faits les plus typiques; nous avons indiqué la voie qu'il faut
suivre pour apprécier la médecine officielle
à sa juste valeur plutôt que de faire le voyage
complet.

Dans une étude subséquente, nous exami-
nerons si la science médicale moderne a, mieux
que l'ancienne, rempli la mission qu'elle s'attribue de soulager l'humanité souffrante, de
remédier aux abus réels ou fictifs, et de con-
tribuer au progrès de l'art médical.

XVI. — MATIERE MÉDICALE

Nous ne voulons pourtant pas clore cette
première partie de notre étude sans dire un
mot de la pharmacologie du bon vieux temps
et de ses évolutions.

L'abandon des remèdes simples et surtout
des traitements hygiéniques qui prévalaient
dans l'antiquité fut encore un résultat du privilège de la Faculté.

On y substitua les remèdes savants : les
hierra, les aurea alexandrina, les catholicon,

les diacarthami, les pentapharmacum, les diamargaritum frigidum simplex et « autres singeries, dit Montaigne, qui avaient plus le visage d'un enchantement magicien que de science solide. »

Je compte 76 ingrédients, qui entrent dans l'aurea alexandrina, et j'en ai peut-être oublié.

Ce fut le triomphe de la polypharmacie au grand profit des apothicaires, sinon des malades.

« Les ordonnances étaient fort souvent de 3 à 4 pages: on ordonnait journellement l'album graecum, le sang d'aspic, la fiente d'épervier, de pigeon, etc., la pierre d'aigle, la graisse d'anguille, la dépouille du serpent, la rosée de mai, la cervelle d'âne, la cigale, la cendre de hérisson, la graisse humaine, etc, etc... » (" Essai de Déontologie pharmaceutique ", par Chauvel aîné, p. 34).

Et l'organisme humain choisissait dans le tas ce qui convenait à son affection.

La cigogne avait l'honneur de fournir sa chair contre la peste, sa fiente prise en breuvage contre l'épilepsie, sa graisse contre la goutte, la tunique intérieure de son estomac, desséchée et réduite en poudre était le plus mirifique antidote.

La cendre de la cigale, celle du ver luisant rompent la pierre. La fiente du coucou, prise en breuvage guérit la morsure d'un chien enragé aussi infailliblement que les vaccinations pastoriennes d'aujourd'hui.

Le priape de cerf, soit en décoction, soit en poudre, provoque les urines et excite à la luxure. — Si vous ne voulez pas croire essayez. — L'os du cœur de cerf, pris à la dose d'un scrupule à une drachme, est merveilleux pour conserver l'enfant au ventre de sa mère.

Les testicules des chevaux qu'on a châtrés,

desséchés et pulvérisés sont excellents pour faire sortir l'arrière-faix; l'écume de leur bouche, bue pendant trois jours consécutifs, guérit la toux; leurs premières dents, pendues au cou des enfants, facilitent la dentition.

L'améthiste est infaillible contre l'ivrognerie. — Avis aux Sociétés de tempérances et anti-alcooliques. — Le crapaud, percé d'outre en outre et desséché dans un lieu sec, tenu dans la main, ou sous l'aisselle, ou pendu au col, était un spécifique contre les hémorrhagies.

Les fièvres intermittentes guérissaient — ou ne guérissaient pas — en appliquant sur le pouls du métacarpe une certaine araignée qui était recommandée particulièrement pour la fièvre quarte. On pouvait également la pendre enfermée dans une coque de noix, au cou du malade ou à quelque autre partie du corps.

Les punaises rendaient encore plus de service en thérapeutique au 17e siècle, lorsque le régime eut produit son plein effet.

« Les modernes, dit Demeuve, se servent des punaises pour se faire uriner, les mettent toutes vives dans les conduits de l'urine, et Dioscoride dit que broyées et seringuées par la verge, elles font la même chose. Schrœder, médecin allemand, assure avoir vu donner trois punaises broyées pour faire sortir l'enfant mort du ventre de la mère et l'arrière-faix, et cela avec un heureux succés. Le même Dioscoride dit que sept punaises, prises et avalées dans des gousses de fèves, avant que l'accès vienne, donnent un grand soulagement à ceux qui ont la fièvre quarte, et que les femmes travaillées de suffocation de matrice, en flairant seulement les punaises, y trouvent un grand secours. »

Les excréments de la plupart des animaux étaient surtout en grand honneur, ainsi que leur fiel : le fiel du scorpion de mer, du rat de mer, de la tortue de mer, de la hyenne, de la perdrix, de l'aigle, de la géline blanche, de la chèvre sauvage, du taureau, de l'ours, du bouc, du porc.

Vous allez peut-être croire que ces précieuses recettes sont tirées de quelque ouvrage sans autorité écrit par un rebouteur quelconque ?

Détrompez-vous, elles sont extraites, sans choisir, (il y en a de plus singulières encore), du " Dictionnaire pharmaceutique ou apparat de médecine ", tiré et recueilli des meilleurs auteurs, par M. de Meuve, docteur en médecine, conseiller et médecin ordinaire du roi (3ᵉ édit, tome I. Lyon, 1695).

L'auteur dit dans sa préface : « C'est donc pour l'intérêt public et pour la gloire de ma profession que j'ai perfectionné cet ouvrage; les malades y trouveront la sûreté de leur vie. »

Mieux que cela. L'ouvrage est précédé de l'approbation des docteurs régents en médecine de la Faculté de Paris, qui « n'ayant rien trouvé de contraire à la bonne méthode et qui l'ont jugé très utile au public. » Il va sans dire qu'un livre si supérieur est imprimé avec privilège du roi.

Aujourd'hui on a renoncé à la plupart de ces remèdes; mais ce n'est pas sur l'initiative des médecins; ce n'est qu'entraînés par le courant de l'opinion publique, par la mode et par l'intérêt, qu'ils ont modifié leurs formules.

Au surplus, on n'a peut-être pas eu raison d'y renoncer, et il n'est pas sûr qu'on ait gagné au change.

Il est d'abord certain que, s'ils ne font pas de bien, la plupart des remèdes de l'ancienne pharmacopée ne peuvent guère faire de mal.

On ne pourrait pas en dire autant de beaucoup de médicaments modernes.

« Ils sont chimiquement purs, dit-on. — Qu'est-ce que cela prouve ? Ils n'en sont peut-être que pires. Qui sait si ce n'est pas là leur défaut principal ? L'organisme humain est un laboratoire d'une toute autre nature que ceux de la Science.

Il est même possible que certains de ces médicaments anciens, non seulement ne font pas de mal, mais font du bien. Pourquoi plusieurs d'entre eux n'auraient-ils pas des propriétés médicamenteuses ?

En vertu de quels principes chimiques, les excréments d'animaux, par exemple, ne seraient pas aussi salutaires que l'eau sédative ?

Les docteurs modernes n'ont donc aucune raison valable pour traquer et faire condamner les somnambules, qui prescrivent aujourd'hui ce qu'eux-mêmes prescrivaient hier. C'est peut-être l'esprit d'un de leurs anciens collègues qui inspire ces somnambules. En tout cas, on a vu des guérisons et l'on n'a pas vu d'accidents graves provenir de ces remèdes de bonnes femmes. On ne pourrait pas en dire autant des médicaments chimiquement purs.

Dès le siècle dernier, un médecin aussi habile qu'expérimenté, Frédéric Hoffmann, n'hésitait pas à dire :

« J'affirme avec serment que, dans ma jeunesse, je courais avec ardeur après les remèdes chimiques; mais avec l'âge j'ai été convaincu que quelques remèdes bien choisis, tirés même des substances les plus viles en apparence, soulagent plus promptement et plus efficacement les malades que toutes les préparations chimiques les plus rares et les plus recherchées. »

Et il tirait de son expérience cette conclu-

sion : « Voulez-vous conserver votre santé, fu-
yez les médecins et les remèdes. »

Les médecins d'aujourd'hui sont-ils plus
sûrs qu'Hoffmann de l'efficacité des remèdes
chimiques ? ? ?

TABLE DES MATIÈRES

INSTITUT MAGNÉTIQUE

Pour l'Enseignement du Magnétisme appliqué à l'art de guérir

(*Magnétisme humain, magnétisme minéral, etc.*)

Par une Société de magnétiseurs, sous la direction du Professeur H. DURVILLE

23, Rue Saint-Merri, Paris.

Le magnétisme humain est une force inhérente à l'organisme et toute personne dont la santé est équilibrée peut guérir ou soulager son semblable. Dans la plupart des cas, sans connaissances médicales, l'homme peut être le médecin de sa femme; celle-ci, le médecin de son mari et de ses enfants. *L'aimant, le magnétisme terrestre et presque tous les corps ou agents de la nature peuvent servir d'auxiliaires.*

Dans les maladies graves où la vie est en danger, quelques magnétisations faites dans les règles de l'art suffisent presque toujours pour faire cesser les symptômes alarmants. Un parent, un ami, un domestique animé du désir de faire le bien, peut acquérir en quelques jours les connaissances suffisantes pour guérir la maladie la plus rebelle, si les organes essentiels à la vie ne sont pas trop profondément altérés.

L'Institut a pour objet l'enseignement et la vulgarisation de la Science magnétique appliquée au soulagement et à la guérison des maladies. Il constitue une école pratique où les procédés ordinaires du Magnétisme sont mis à la portée des malades et des amateurs, dans des *Leçons cliniques* quotidiennes, des *Conférences expérimentales* et des *Cours pratiques spéciaux.*

Les *Leçons cliniques* ont lieu le jeudi et le dimanche, à 9 heures du matin; les autres jours, à 4 heures du soir. (*Cet enseignement n'étant pas public, on doit se faire inscrire d'avance*). ON PREND DES PENSIONNAIRES.

En dehors de l'enseignement donné à l'*Institut*, le directeur se met à la disposition de ceux qui ne peuvent pas se déplacer, soit à Paris, en Province et même à l'Étranger, pour organiser le traitement au lit du malade et mettre un parent, un ami, en état de continuer le traitement.

Le directeur reçoit le jeudi et le dimanche, de 10 heures à midi; les autres jours, de 1 heure à 4 heures.

CONSEILS PRATIQUES

Ceux qui ne suivent pas les *Leçons cliniques de l'Institut magnétique*, peuvent apprendre très facilement la pratique du Magnétisme en lisant les *Conseils pratiques* du professeur H. DURVILLE.

Rédigés dans un style simple et concis qui les met à la portée de toutes les intelligences, avec des exemples de guérison montrant la simplicité et la valeur de la méthode, ces *Conseils* permettent au père et à la mère de famille ainsi qu'à l'amateur d'appliquer le Magnétisme avec succès, au soulagement et à la guérison des diverses maladies dont leurs enfants, leurs parents, leurs amis peuvent être affectés. (Pour bien comprendre le mode d'application, ceux qui n'ont aucune idée du Magnétisme devront lire les *Procédés magnétiques* de l'auteur, brochure de propagande à 20 centimes.)

Les *Conseils pratiques* qui sont publiés s'appliquent aux cas suivants:
I. *Insomnie;* — II. *Syncope;* — III. *Entorse;* — IV. *Fièvre cérébrale, Méningite;* — V. *Fluxion de Poitrine;* — VI. *Fièvre typhoïde;* — VII. *Constipation;* — VIII. *Somnambulisme spontané;* — IX. *Vomissements incoercibles de la grossesse;* — X. *Chute des cheveux;* — XI. *Mal de tête;* — XII. *Vertige et Étourdissement;* — XIII. *Congestion et Apoplexie cérébrales;* — XIV. *Encéphalite aiguë;* — XV. *Encéphalite chronique;* — XVI. *Ataxie locomotrice;* — XVII. *Myélite;* — XVIII. *Névralgie simple;* — XIX. *Névralgie faciale, tic douloureux;* — XX. *Sciatique;* — XXI. *Migraine;* — XXII. *Lumbago;* — XXIII. *Neurasthénie, Nervosisme, Eta. nerveux;* — XXIV. *Catalepsie;* — XXV. *Léthargie;* — XXVI. *Crises de nerfs;* — XXVII. *Névrose;* — XXVIII. *Danse de Saint-Guy;* — XXIX. *Épilepsie;* — XXX.

Chaque *Conseil pratique*, inséré dans un numéro du *Journal du Magnétisme*, est envoyé contre 50 centimes.

Le traitement de toutes les maladies sera successivement publié sous la forme d'autant de *Conseils pratiques*. En attendant que ce travail considérable soit achevé, le professeur H. DURVILLE se tient à la disposition des malades pour leur expliquer, par correspondance, tous les détails du traitement magnétique qu'ils peuvent faire, soit par eux-mêmes, soit par l'intermédiaire d'un parent ou d'un ami dévoué. Pour cela, indiquer la cause probable de la maladie, la nature, les symptômes, etc.

Prix d'un Conseil pratique écrit spécialement pour un cas qui n'a pas encore été publié. .... **10 fr.**

TRAITEMENT DES MALADIES

À la portée de tous les malades, par les aimants vitalisés du professeur H. DURVILLE

Les aimants vitalisés guérissent ou soulagent toutes les maladies. L'immense avantage qu'ils possèdent sur tous les autres modes de traitement, c'est que l'on peut, selon la nature de la maladie, augmenter ou diminuer l'activité organique et rétablir ainsi l'équilibre des forces qui constitue la santé. Les douleurs vives cessent au bout de quelques instants, les accès deviennent moins fréquents et la guérison se fait sans modifier son régime et ses habitudes.

Leur emploi se généralise dans le traitement des diverses maladies et plus particulièrement dans les cas nerveux, où les médicaments font si souvent du mal, même en guérissant.

Ces aimants comprennent plusieurs catégories :

Lames magnétiques

Au nombre de 4, elles s'emploient dans les cas suivants :

Le n° 1 : Contre la crampe des écrivains et des pianistes, les affections des bras, du bas des jambes, des pieds et de l'organe génital chez l'homme.

Le n° 2 : Contre les affections des jambes, de la gorge et du larynx.

Le n° 3 : Contre les bourdonnements, la surdité, la migraine, les maux de dents, les névralgies, l'insomnie, les maux de tête et toutes les affections du cerveau, y compris les affections mentales. — Contre la sciatique.

Le n° 4 : Contre les affections des reins, des poumons, du foie, du cœur, de la rate, de l'estomac, de l'intestin, de la vessie, de la matrice et des ovaires. — Contre les maladies de la moelle épinière.

Ces lames, qui ne diffèrent que par la courbure et la longueur, ne répondent pas à tous les besoins; on fait des lames dites *spéciales* ne portant pas de numéro, qui servent dans certains cas — *Prix de chaque lame* .... 5 fr.

Plastrons magnétiques

Dans beaucoup de maladies anciennes et rebelles, une seule lame n'est pas toujours suffisante pour vaincre le mal. Pour obtenir une plus grande somme d'action, plusieurs lames sont réunies pour former des appareils désignés sous le nom de *plastrons*.

Les plastrons valent 10, 15 ou 20 fr., selon qu'ils ont 2, 3 ou 4 lames.

Barreau magnétique

Avec accessoires, pour magnétiser les *boissons* et aliments.
Prix de chaque appareil .... 10 fr.

Sensitivomètre

S'emploie surtout pour se rendre compte si les personnes sont susceptibles d'être endormies par le magnétisme ou par l'hypnotisme et pour mesurer leur degré de sensitivité. — *Prix de chaque sensitivomètre* .... 10 fr.

Les aimants du professeur H. Durville sont polis et nickelés, sauf les *plastrons* dont les lames sont maintenues dans un tissus de laine solidement piqué.

Ils sont soumis à l'aimantation ordinaire et à une opération spéciale : la *vitalisation*, qui augmente considérablement leur puissance curative. Quoique les aimants perdent peu de leur aimantation, la *force vitale* disparaît plus ou moins au bout de un à trois mois, selon l'usage qu'on en fait. Au bout de ce temps, il est nécessaire de les renvoyer à l'*Institut* pour être revitalisés.

Prix de la vitalisation, pour chaque pièce simple .... 2 fr.
Prix de la vitalisation, nickelage ou garniture, id. .... 3 fr.

Les malades peuvent choisir eux-mêmes les appareils qui leur sont nécessaires ; toutefois, dans les maladies compliquées, il est préférable d'exposer au directeur de l'*Institut*, la nature, la cause, les symptômes de la maladie, l'époque depuis laquelle on souffre, etc. En précisant le mode d'emploi, on indique les appareils que l'on doit employer avec le plus de chance de succès.

Toute demande doit être accompagnée d'un mandat ou d'un chèque, à l'ordre du professeur H. Durville, directeur de l'*Institut magnétique*, 23, rue Saint-Merri, à Paris. Pour les pays éloignés où les envois d'argent sont difficiles et coûteux, on accepte le payement en timbres-poste, moyennant une augmentation de 15 pour 100.

Les aimants sont expédiés franco dans toute l'Union postale.

Paris. — Typ. A. M. Beaudelot, 16, rue de Verneuil.